BEI GRIN MACHT SICH IHR WISSEN BEZAHLT

AF125089

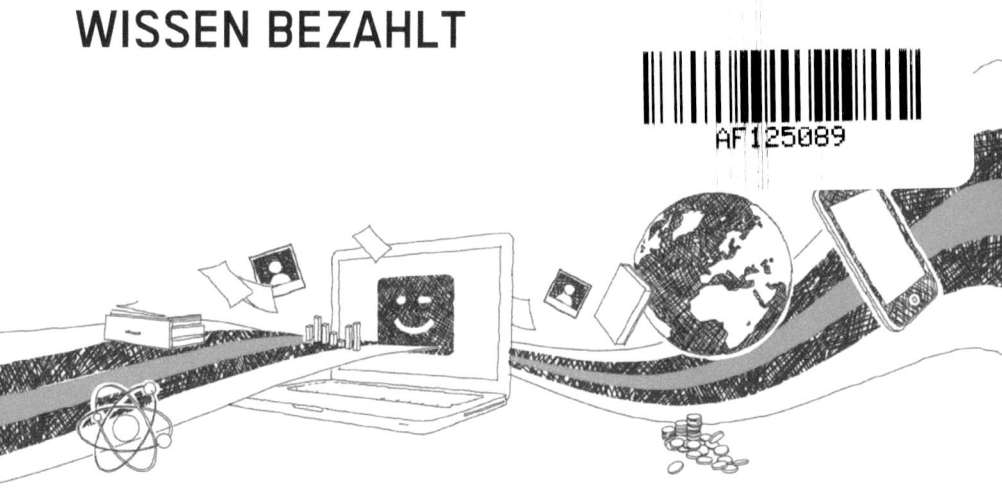

- Wir veröffentlichen Ihre Hausarbeit,
  Bachelor- und Masterarbeit

- Ihr eigenes eBook und Buch -
  weltweit in allen wichtigen Shops

- Verdienen Sie an jedem Verkauf

Jetzt bei www.GRIN.com hochladen
und kostenlos publizieren

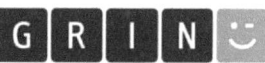

Bibliografische Information der Deutschen Nationalbibliothek:

Die Deutsche Bibliothek verzeichnet diese Publikation in der Deutschen National-
bibliografie; detaillierte bibliografische Daten sind im Internet über http://dnb.d-
nb.de/ abrufbar.

Impressum:

Copyright © 2017 GRIN Verlag, Open Publishing GmbH
Druck und Bindung: Books on Demand GmbH, Norderstedt Germany
ISBN: 9783668506961

Yasmin Hoffmann

Aus der Reihe: e-fellows.net stipendiaten-wissen

e-fellows.net (Hrsg.)

Band 2497

Gerontologische Anthropologie

Altersbilder in der Gesellschaft

GRIN Verlag

GRIN - Your knowledge has value

Der GRIN Verlag publiziert seit 1998 wissenschaftliche Arbeiten von Studenten, Hochschullehrern und anderen Akademikern als eBook und gedrucktes Buch. Die Verlagswebsite www.grin.com ist die ideale Plattform zur Veröffentlichung von Hausarbeiten, Abschlussarbeiten, wissenschaftlichen Aufsätzen, Dissertationen und Fachbüchern.

Besuchen Sie uns im Internet:

http://www.grin.com/

http://www.facebook.com/grincom

http://www.twitter.com/grin_com

Seminararbeit gemäß §13 der Studien- und Prüfungsordnung vom 10.02.2015
im Bachelorstudiengang Betriebswirtschaft im Gesundheitswesen
an der Hochschule für angewandte Wissenschaften Neu-Ulm

Thema

Gerontologische Anthropologie
Altersbilder in der Gesellschaft

Verfasser: Yasmin Hoffmann

Thema erhalten: 22.03.2017
Arbeit abgeliefert: 21.06.2017

Zusammenfassung

Das Ziel der vorliegenden Seminararbeit ist es, im Kontext der gerontologischen Anthropologie, die wichtigsten aktuell existierenden Altersbilder in unserer Gesellschaft aufzuführen, sowie ihre Entwicklung zurückzuverfolgen. Um der postierten Fragestellung, ob die soziale Last oder Alterslast ein vorherrschendes Altersbild in Deutschland ist einen umfassenderen Rahmen zu verleihen, werden verschiedene Vergleiche aufgestellt. Zu Beginn der Arbeit werden Altersbilder in Deutschland von der Industrialisierung bis einschließlich zum Nationalsozialismus verglichen. Darauf folgt ein historischer sowie kultureller Vergleich von Altersbildern. Schließlich wird ein Exkurs eingegliedert, welcher Altersbilder bei Primaten thematisiert. Folgende Schlussfolgerung resultiert aus der Analyse der zusammengetragenen Informationen: Das Altersbild der sozialen Last ist kein vorherrschendes Altersbild in Deutschland. Jedoch ist eine umfangreichere soziale und professionelle Integration der älteren Mitbürger besonders im Hinblick auf den demographischen Wandel von substanzieller Bedeutung für unsere Gesellschaft.

Schlüsselwörter: Gerontologie

Anthropologie

Altersbilder

Inhaltsverzeichnis

Abbildungsverzeichnis

Abkürzungsverzeichnis

f.   folgende

ff.   fortfolgende

Hrsg.   Herausgeber

Nazi   Nationalsozialist/In

NS   Nationalsozialismus

S.   Seite

Vgl.   Vergleiche

Aus Gründen der besseren Lesbarkeit wird im folgenden Text auf die gleichzeitige Verwendung männlicher und weiblicher Sprachformen verzichtet. Sämtliche Personenbezeichnungen gelten gleichwohl für beiderlei Geschlecht.

1 Einleitung

Die konstante Progression der Zahl älterer Menschen in Relation zu anderen Altersgruppen in Deutschland, immer wieder beschrieben durch den demographischen Wandel, verändert und prägt unsere Gesellschaft. Dieser Umstand erfordert bereits im Hinblick auf die nahe Zukunft nicht nur ein Überdenken unserer sozialen Sicherungssysteme, welche die daraus entstehenden zusätzlichen Kosten abfangen müssen, sondern auch das Erkennen und kritische Prüfen der sozialen Stellung älterer Menschen in unserer Gesellschaft. Die Wahrung positiver Altersbilder stellt eine Aufgabe von höchster Priorität dar. Sollte ein stärkerer Fokus auf die Teilhabe und Integration Älterer in der Gesellschaft gelegt werden? Nicht nur im Hinblick auf die soziale Integration, sondern auch in Hinblick auf eine mögliche professionelle Integration nach dem Renteneintrittsalter. Kann es sich eine Industrienation wie Deutschland heutzutage noch leisten die ökonomische und soziale Produktivität dieser Gesellschaftsgruppe ungenutzt zu lassen? Aus diesen Fragestellungen geht das Bedürfnis einer holistischen Betrachtungsweise der Stellung älterer Menschen in unserer Gesellschaft hervor, sowie die damit einhergehende Notwendigkeit des Aufstellens von kulturellen und historischen Vergleichen, um aktuell und zukünftig ein positives Altersbild zu fördern.

1.1 Gegenstand der Arbeit

Gegenstand dieser Arbeit ist die theoretische Untersuchung allgemein vertretener Altersbilder in Deutschland, sowohl aus einer beruflichen als auch privaten Perspektive. Des Weiteren wird ein kultureller und historischer Vergleich aufgestellt. Die zentrale Fragestellung, ob Ältere nur noch Last für die Sozialgesellschaft sind, soll als Leitfaden für diese Arbeit dienen. Die Relevanz dieses Themas ergibt sich aus dem stetig fortschreitenden demographischen Wandel in Deutschland und der daraus resultierenden hohen relativen Anzahl älterer Menschen.

1.2 Aufbau der Arbeit

Zu Beginn der Arbeit soll der Begriff „Gerontologische Anthropologie" in seinen einzelnen Bestandteilen erläutert werden. Darauffolgend soll die gesellschaftliche Stellung Älterer in Deutschland fokussiert werden, während im weiterführenden Teil der Arbeit ein kultureller und historischer Vergleich aufgestellt wird. Abschließend wird nach einem kurzen Exkurs, welcher die Stellung älterer Artgenossen unter Primaten thematisiert, ein Ausblick auf zukünftige Entwicklungen gegeben und die Bedeutung von Altersbildern bezüglich sozialer Integration älterer Menschen bewertet.

2 Begriffsbestimmung „Gerontologische Anthropologie"

Die Anthropologie ist

„die Lehre vom Menschen (Anthropologie, aus dem griechischen „ánthropos" = Mensch und „lógos" = Lehre)."[1]

Während die Gerontologie jene Wissenschaft ist, welche sich mit dem Alter und dem Altern beschäftigt.[2] Somit beschäftigt sich die „gerontologische Anthropologie" mit den Umständen des menschlichen Alterns in Form von differenten Kulturbildern des Alters und deren Entwicklung. Um dem Begriff der „gerontologischen Anthropologie" einen umfassenderen Kontext zu verleihen ist es an dieser Stelle unentbehrlich auch die Termini „Alter", „Altern" und „Altersbild" zu definieren.

Zunächst ist das „Alter" ein statischer Begriff, welcher stets stark chronologisch geprägt ist. Im Laufe unseres Lebens durchlaufen wir verschiedene Alter und erreichen durch die chronologische Zahl einen damit verknüpften sozialen Status in der Gesellschaft. Auch die Gesetzgebung orientiert sich beim setzen verschiedener Grenzen und Richtlinien stets am chronologischen Alter, wie beispielsweise das Alter „0" den Beginn der Rechtsfähigkeit eines Menschen kennzeichnet. Weitere Beispiele sind der Eintritt der Volljährigkeit mit 18 Jahren und mit 67 Jahren das Renteneintrittsalter.[3]

Das „Altern" hingegen hat einen dynamischen Charakter. Es beschreibt den kontinuierlich fortschreitenden Prozess, welchem jeder Mensch vom Tag seiner Geburt an ohnmächtig unterworfen ist.

„Die Hervorhebung des prozesshaften Moments von Altern eröffnet ein weites Feld von Forschungsthemen."[4]

Hiermit meinen WAHL und HEYL, dass sich der Alternsprozess nahezu auf jeden Aspekt unseres Lebens auswirkt und sich somit eine ganze Bandbreite an möglichen Forschungsfeldern bezüglich des Alterns eröffnet. Man bedenke lediglich die biologischen, psychologischen oder pathologischen Prozesse, welche mit dem Altern

---

[1] Grupe (2012), S. 1.
[2] Wahl/ Heyl (2015), S. 11.
[3] Vgl. Wahl/ Heyl (2015), S. 14.
[4] Wahl/ Heyl (2015), S. 15.

einhergehen. Diese Seminararbeit soll sich jedoch vielmehr an den kultur- und sozialwissenschaftlichen Aspekten des Alterns orientieren. An dieser Stelle kommt der Begriff des „Altersbildes" ins Spiel. Ein „Altersbild" beschreibt

„eine bestimmte, konkrete Vorstellung vom Altern, vom Alter oder von älteren Menschen [...]."[5]

Altersbilder unterscheiden sich in verschiedenen Kulturen und sind ebenfalls zeitbedingt. Meist wird eher selten von einem singulären Altersbild gesprochen, da Altersbilder in einer sozialen Gesellschaft meist nicht allein, sondern zahlreich vorhanden sind, was letztendlich der Individualität des Menschen geschuldet ist.[6]

---

[5] Berner/ Rossow/ Schwitzer (2012), S. 11.

[6] Vgl. Berner/ Rossow/ Schwitzer (2012), S. 11.

3 Altersbilder in Deutschland

Um für dieses und die nachfolgenden Kapitel eine gemeinsame Argumentationsgrundlage zu schaffen, ist es im Anschluss an die im vorangegangenen Kapitel erfolgte Definition des Alters essentiell, eine weitere von der chronologischen Zahl losgelöste Einordnung des Alters vorzustellen.

PETER LASLETT, ein Pionier der Sozialforschung, definierte vier verschiedene Altersphasen, unabhängig von einer konkreten chronologischen Zahl. Das Erste Alter ist geprägt von Abhängigkeit und umfasst die kindliche Erziehung und Unreife. Das Zweite Alter zeichnet sich durch Verantwortung und vor allem Unabhängigkeit aus, während das Dritte Alter die persönliche Erfüllung symbolisiert. Das Vierte Alter nach Laslett definiert die Phase der erneuten Abhängigkeit von anderen und der Altersschwäche, sowie den Tod.[7]

Des Weiteren ist es hinsichtlich der folgenden Kapitel unausweichlich, aufgrund der vorhandenen Pluralität von Altersbildern, einen Fokus zu setzen um den Bezug zur leitenden Fragestellung, ob Ältere nur noch Last für die Sozialgesellschaft sind, nicht zu verlieren. Altersbilder entstehen aus einem bunten Kontext verschiedenster Faktoren. Die Rahmenbedingungen, welche ein konkretes Altersbild entstehen lassen sind zahlreich, jedoch wirken manche von ihnen mit einer besonderen Gewichtung. So ist beispielsweise ein Faktor, welcher stark auf die Entwicklung von Altersbildern in einer bestimmten sozialen Gesellschaft wirkt, die Erwerbssituation.

Folglich wird in den nachfolgenden Kapiteln ein besonderer Fokus auf die sogenannten

„organisationalen Altersbilder"[8]

und im Allgemeinen die Verknüpfung zwischen Altersbild und Erwerbssituation gesetzt.

---

[7]   Amrhein (2011), S. 5.

[8]   Berner/ Rossow/ Schwitzer (2012), S. 43.

3.1 Altersbilder in Deutschland - Früher

Denkt man heute an die Älteren von früher fallen schnell Begriffe wie Familienoberhaupt, Respekt und Ehrfurcht ein. Dieses Altersbild existiert auch heute noch, jedoch nicht mehr mit der damals üblichen Vorherrschaft. Doch wann hat sich dieses Bild der Alten in der Gesellschaft grundsätzlich geändert und was war Auslöser hierfür? Antwort auf diese Frage bietet BURGESS:

> „In allen historischen Gesellschaften vor der Industriellen Revolution, fast ohne Ausnahme, erfreuten sich die alternden Menschen einer vorteilhaften Position. Ihre ökonomische Sicherheit und ihr sozialer Status wurden durch ihre Rolle und durch ihren Platz in der Großfamilie garantiert. [...] das Vorrecht über Eigentum, Macht und Entscheidungen stand den Älteren zu. Dieses Goldene Zeitalter des Lebens der älteren Personen wurde gestört und untergraben durch die Industrielle Revolution. In allen Ländern der westlichen Kultur wurde dieser ältere patriarchalische Typus von Familienstrukturen und Verwandtschaftsbeziehungen durch Industrialisierung und Urbanisierung grundlegend verändert."[9]

Mitte des 19. Jahrhunderts revolutionierte die Industrialisierung in Deutschland folglich nicht nur die wirtschaftliche, sondern ebenso die gesellschaftliche Ordnung. Technologische Entwicklungen wie die Dampfmaschine ermöglichten den Jüngeren Anstellungsverhältnisse in der Industrie und somit beispielsweise die Loslösung vom landwirtschaftlichen Betrieb der Eltern. Der Grundstein für den Wandel des Altersbildes war mit der Industrialisierung gelegt worden. Als Multiplikator dieser Transformation wirkte die Einführung des Ruhestands im späten 19. Jahrhundert, der eindeutigen Trennung von Erwerbstätigkeit und Alter.

> „Damit setzte jene Entwicklung ein, die vom späten 19. Jahrhundert an das Regelpensionsalter zur eigentlichen Alterszäsur und den Ruhestand zum wichtigsten sozialen Merkmal des Alters machte."[10]

Bis heute ist der Ruhestand das charakteristischste soziale Merkmal des Alters. Grund für diese Entwicklung ist bereits damals die sich immer weiter entwickelnde Lebenserwartung gewesen. Früher arbeitete der Mensch bis an sein Lebensende, welches um 1900, zu keinem Zeitpunkt des damaligen Lebens allzu weit entfernt war, bedenkt man die durchschnittliche Lebenserwartung von 40 bis 48 Jahren (siehe Abb. 1).

---

[9] Burgess (1962), S. 350.
[10] Ehmer (2008), S. 166.

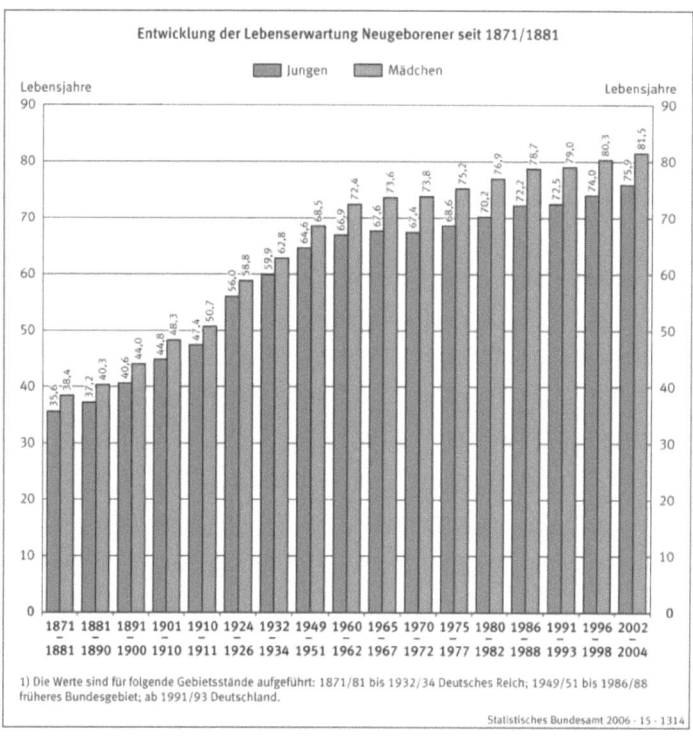

Abb. 1:   Entwicklung der Lebenserwartung Neugeborener seit 1871/ 1881
Quelle: Statistisches Bundesamt (2006)

Mit der Einführung des Ruhestands wurde nun endgültig ein Altersbild geschaffen, welches auch heute noch vertreten ist. Das Altersbild, welches den Alten die Rolle der sozialen Last auferlegt, denn dem bisherigen Arbeiten bis zum Lebensende ist mit der Einführung des Ruhestands ein Ende gesetzt.

Zu Zeiten der Weimarer Republik, erlangte der Taylorismus, welcher die Steigerung der Produktivität der menschlichen Arbeit zum Ziel hatte, in Deutschland seinen Höhepunkt und trübte damit maßgeblich das organisationale Altersbild der noch erwerbstätigen Alten.[11]

---

[11]   Vgl. Borscheid (1994), S. 58.

„Dabei setzten die Arbeitswissenschaftler – analog zu den medizinischen Theorien – Alter mit abnehmender Effizienz, rückläufiger Produktivität und fehlender Flexibilität gleich. […] Als wenig später […] die wirtschaftliche Globalsteuerung einsetzte, fiel der Zwangspensionierung bei der Bewältigung der Massenarbeitslosigkeit eine wichtige Rolle zu. Sie sollte helfen, die weniger leistungsfähigen Gruppen vom Arbeitsmarkt fernzuhalten. Obwohl die Zwangspensionierung in Deutschland keine Anwendung fand, führte die gesamte Debatte dazu, daß ältere Arbeitnehmer immer seltener eingestellt wurden […]."[12]

Infolgedessen hatte sich das organisationale Altersbild nicht nur eklatant verschlechtert, es handelte sich sogar um eine Verdrängung der Alten und damit einhergehend um ein Aufleben der Rolle der Jugend in der Gesellschaft. Der Altersbegriff wurde somit dem Begriff der Jugend als direkter Konkurrent gegenübergestellt, welcher für Tatkraft, Moderne und Stärke stand.

Diese negative Auffassung des Altersbegriffs war bereits vor der Zeit des NS-Regimes verbreitet, jedoch spielte der Fokus auf die Jugend besonders in der Selbstdarstellung des NS-Regimes eine wesentliche Rolle.[13] Um die Krux der sozialen Stellung Älterer im Kontext des Nationalsozialismus zu verstehen ist es essentiell die Zeit vor 1933 und danach separat zu betrachten. Rückblickend ist festzustellen, dass besonders die junge Studierendenschaft in Deutschland anfangs zu Wahlerfolgen der NSDAP massiv beigetragen hat.[14] Zwar verstand sich die NSDAP als jugendliche Bewegung, die frischen Wind in die gescheiterten Konstrukte der Weimarer Republik bringen sollte, andererseits war den Nationalsozialisten bewusst, dass allein mit der studentischen Wählerschaft eine Mehrheit nicht zu erreichen war. Demzufolge adressierten die Nazis in ihrer Propaganda verstärkt auch die Rentner, bei welchen Unzufriedenheit mit ihrer sozialen Situation in der Weimarer Republik weit verbreitet war. Das Anklagen und Verurteilen des Weimarer Systems traf bei den unzufriedenen Älteren auf Zustimmung.[15]

---

[12] Borscheid (1994), S. 58f.
[13] Vgl. Möckel (2010), S. 13.
[14] Vgl. Grüttner (2002), S. 340f.
[15] Vgl. Möckel (2010), S. 14f.

Nach 1933 jedoch wendete sich das Blatt und die Nationalsozialisten propagierten ihr eigentliches Ziel:

„eine „Volksgemeinschaft", die einen betont leistungsorientierten Charakter besaß. In ihr sollte – so die Selbstsicht – ein neues soziales Gefüge geschaffen werden, in dem allein die Leistungsfähigkeit des einzelnen Menschen über dessen soziale Stellung innerhalb der Gemeinschaft entschied."[16]

In einer solchen sozialen Gemeinschaft wurden die Älteren als weniger, bis nicht mehr leistungsfähige Gruppe, klar an den Rand der Gesellschaft verbannt. Demzufolge behält das Altersbild auch zu Zeiten des Nationalsozialismus seinen negativen Charakter bei. Die Älteren wurden lediglich instrumentalisiert um die NSDAP durch weitere Wählerstimmen zu stärken.

3.2 Altersbilder in Deutschland - Heute

Erinnert man sich zurück an die verschiedenen Altersphasen nach LASLETT und überträgt diese auf unsere Gesellschaft heute genügen diese vier Altersphasen nur noch unzureichend um den Lebenslauf eines Individuums annäherungsweise zu umschreiben. Durch die weiterhin steigende Lebenserwartung, welche nicht nur die Lebenserwartung der heutzutage Neugeborenen meint, sondern auch die steigende Lebenserwartung der bereits Älteren, begründet durch medizinischen und technologischen Fortschritt, dehnt sich die Zeit nach dem Renteneintritt bis zum Tod erheblich aus. Um diese Lebensphase zu beschreiben reicht das vierte Alter nach LASLETT schlicht nicht mehr aus. Geht man von einem Renteneintrittsalter von 67 Jahren aus und einer Lebenserwartung von weiteren 23 Jahren bei einem Sechzigjährigen, bezieht der Deutsche heutzutage im Durchschnitt weiterhin über 16 Jahre Rente (siehe Abb. 2). Die Phase der erneuten Abhängigkeit welche LASLETT als vierte Altersphase beschreibt, gliedert sich meist erst an die wirklich finalen Jahre des menschlichen Lebens. Somit bleibt den Älteren von heute viel Zeit um ein, fünftes Alter zu etablieren. Folglich gehen aus dieser Überlegung zwei neue Altersbilder hervor, die „jungen Alten" und die „alten Alten".[17]

---

[16] Möckel (2010), S. 17.
[17] Vgl. Pichler (2010), S. 415.

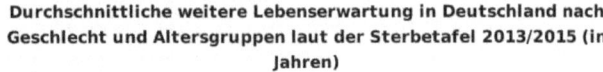

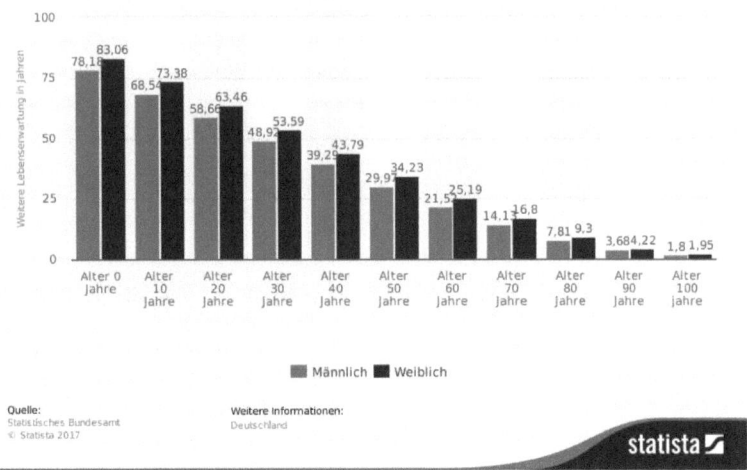

Abb. 2:   Durchschnittliche weitere Lebenserwartung in Deutschland
Quelle: Statistisches Bundesamt (2017)

„Die frühe Ausgliederung aus dem Berufsleben ist historisch neu, was zur Folge hat, dass ein großer Teil, der sich in Ruhestand Befindenden zwar als zu alt für die Erwerbsarbeit gilt, sich gleichzeitig aber nach wie vor guter Gesundheit erfreut"[18]

Hiermit meint PICHLER die „jungen Alten", die ihren Lebensabend nicht damit verbringen möchten sich in der Monotonie des Alltags zu verlieren, sondern aktiv an der Vielfalt des gesellschaftlichen Lebens teilhaben möchten. Sie besuchen beispielsweise Yoga Kurse, fahren Fahrrad, surfen im Internet und sind meist durch Familie oder Freunde eng an die jüngeren Generationen gebunden. Viele engagieren sich ehrenamtlich inner- oder außerhalb der Familie und manch andere nehmen sich sogar noch einmal der persönlichen Weiterbildung an und besuchen Sprachkurse oder sogar Universitätsvorlesungen. LANGWIESER und KIRIG verdeutlichen das aus gesellschaftlicher Sicht positive Verständnis dieser sozialen Gruppe noch einmal mehr durch Begriffe wie „Super-Grannys", „Greyhopper" oder „Silverpreneure".[19] Allein diese Terminologie, welche im Kontext der „jungen Alten" Verwendung findet zeigt, dass sich

---

[18] Pichler (2010), S. 416.
[19] Vgl. Langwieser/ Kirig (2010), S.116f.

hier ein positives Altersbild entwickelt hat. Ebenfalls zu dieser Gruppe gehören, wie eben aufgeführt die „Silverpreneure", allerdings differenzieren diese sich dahingehend, dass sie noch immer aktiv in ihrem Beruf tätig sind. Die Liebe zu ihrem Beruf und der positive Gesundheitszustand geben ihnen keinen Grund den Schritt in die Rente zu gehen. Bei dieser Gruppe tritt wiederum das bereits zuvor erwähnte organisationale Altersbild in den Vordergrund. Wichtig ist hier eine aktive Unterstützung durch das Unternehmen um das Potenzial dieser Gruppe auch wirklich effizient zu nutzen. Begriffe wie „Aging-Workforce-Management"[20] beschreiben diese Maßnahmen zur produktiven Integration der „Silverpreneure" in das Unternehmen.

Demgegenüber stehen die „alten". Diese Begrifflichkeit bietet bereits Raum für die Interpretation eines tendenziell negativen Altersbilds aus gesellschaftlicher Sicht auf die „alten" der Bevölkerung. Sie sind diejenigen, welche der erneuten Abhängigkeit wahllos ausgeliefert sind. Eine Teilhabe am aktiven gesellschaftlichen Leben ist ihnen nicht mehr möglich. Selbst ihre eigene Versorgung ist oft seit langem Aufgabe anderer. 2013 betrug die Zahl der Pflegebedürftigen in Deutschland 2,6 Millionen. 83 Prozent davon waren 65 oder älter.[21] 2017: Die geburtenstarken Jahrgänge der Fünfziger und Sechziger Jahre erreichen zeitnah das Renteneintrittsalter. Die Kosten dafür: Horrend. Die Belastung für die schrumpfende junge Generation: Verheerend. Trotz politischer Bemühungen die Rahmenbedingungen sanft anzupassen, um den Generationenvertrag nicht allzu sehr zu belasten, ist klar beim Lesen dieser Zahlen kreist in vielen jungen Köpfen das Altersbild der sozialen Last.

---

[20] Staudinger/ Noack (2009), S. 197ff.
[21] Vgl. Statistisches Bundesamt (2015), S. 7.

4 Historischer und kultureller Vergleich von Altersbildern

4.1 Historischer Vergleich von Altersbildern

Bereits aus der Antike ist die Existenz von Altersbildern überliefert. Schon damals war das Altern oft etwas Verwerfliches, Schlechtes, Menschliches. Die Unsterblichkeit der überlegenen und angebeteten Götter, welchen das Altern erspart blieb hingegen, ist der offensichtlichste Beweis für ein vorhandenes negatives Altersbild in der griechischen Antike.

> „Im homerischen Aphrodite-Hymnos aus dem 7. Jhd. V. Chr. wird die Geschichte erzählt, wie die Göttin der Morgenröte, Eos, den sterblichen Jüngling Thitonos entführte, der doch den unsterblichen Göttern glich. Um ihn für immer zu besitzen, erflehte Eos bei Zeus Unsterblichkeit für Thitonos:
> „[…] sie hatte nicht gründlich bedacht, die erhabene Eos,/ Jugend auch zu erflehen, das verderbliche Alter zu tilgen. […] es kam die Zeit, da begann ihm die Füller der Haare/ grau zu werden […] Als aber schließlich das häßliche Alter ihn völlig erdrückte […]."[22]

Die Adjektive, welche in dieser Überlieferung verwendet werden, lassen keinen Zweifel an einem bestehenden negativen Altersbild in der Antike. Das Alter wird als „hässlich", „verderblich" und „erdrückend" dargestellt. Im Widerspruch hierzu stehen jedoch die Überlieferungen aus den berühmten Werken Homers, der Ilias und der Odyssee. Hier wird das Alter oft mit Weisheit und Erfahrung in Verbindung gesetzt und somit ein eher positives Altersbild in der griechischen Antike vermittelt.[23] Im römischen Reich genossen die Älteren in der Gesellschaft ebenfalls ein hohes Ansehen, welches sich auf ihrer lebenslangen, für die Gesellschaft aufopfernden Arbeit, begründete. Infolgedessen verfügten sie über eine hohe, von ihrer gesellschaftlichen Machtposition abgeleitete, Entscheidungsgewalt verschiedenste Themen betreffend.[24] Demgemäß lässt sich schließen, dass bereits in der griechischen und römischen Antike diverse Altersbilder in der Gesellschaft existierten, welche jedoch keineswegs immer deckungsgleich waren.

Paradoxerweise erfuhr gerade im stark religiösen Mittelalter das Altersbild in der Gesellschaft eine starke Abwertung. Obwohl der Mensch im Mittelalter sein Leben als Vorbereitung für das kommende Jüngste Gericht verstand, wurde die soziale

---

[22] Wöhrle (2004), S. 20.

[23] Vgl. Luh (2003), S. 308.

[24] Vgl. Pelizäus-Hofmeister (2014), S. 17.

Rangordnung in der Gesellschaft nicht vermeintlich durch Weisheit, sondern durch körperliche Kraft und Stärke begründet. Das Alter verstand sich im Mittelalter als Strafe Gottes, von welcher man am Tage des Jüngsten Gerichts befreit wird.[25] Ab der Renaissance, welche den epochalen Umbruch vom Mittelalter zur Neuzeit beschreibt

> „gibt es eine zunehmende Fülle von Quellen, die einen direkten Zugang zu den realen Lebensverhältnissen im Alter erlauben, seien es Bevölkerungsverzeichnisse, Steueraufnahmen, Gerichtsakten und dergleichen mehr."[26]

Infolgedessen teilt sich die historische Alternsforschung meist auf die Zeitspanne von Antike bis Renaissance und die Zeitspanne von Renaissance bis Neuzeit. Aus der Betrachtung der verschiedenen historischen Epochen von der Antike bis zur Renaissance kristallisiert sich kein durchgängiges charakteristisches Altersbild heraus. Jedoch überwiegen, mit Ausnahme des Mittelalters, meist die positiven Überlieferungen von historischen Altersbildern. Wichtig ist es an diesem Punkt noch zu nennen, dass

> „die flach verlaufende Alterspyramide mit vielen Jungen und wenigen Alten das demographische Grundmodell"[27]

war, und dies logischerweise maßgeblich die Entwicklung von bestimmten Altersbildern beeinflusste. Als Beispiel hierfür dient die Überlegung ob Altersbilder, wie jenes der sozialen Last überhaupt existieren würden, wenn wir heutzutage eine vergleichbare Verteilung des Alters in unserer Gesellschaft hätten wie damals.

4.2 Kultureller Vergleich von Altersbildern

Wie bereits in den vorangegangenen Kapiteln erwähnt, sind die Bevölkerungszusammensetzung und die Erwerbssituation der Alten in der jeweiligen Bevölkerung maßgebliche Faktoren für das Entstehen von Altersbildern. Dies gilt verständlicherweise nicht nur für historische Gesellschaften, sondern ebenso für Gesellschaften unterschiedlicher kultureller, ethnischer und geographischer Herkunft. Um einen starken Kontrast bezüglich eines kulturellen Vergleichs herstellen zu können,

---

[25] Vgl. Luh (2003), S. 310f.
[26] Ehmer (2008), S. 150.
[27] Luh (2003), S. 309.

ist die Betrachtung der Situation von Älteren in Entwicklungsländer gegenüber der Situation in entwickelten Industrienationen sinnvoll.

> „In Asien und Lateinamerika wird der Anteil der als "älter" definierten Menschen zwischen 1998 und 2025 von 8 auf 15 Prozent ansteigen, in Afrika während desselben Zeitraums hingegen voraussichtlich nur von 5 auf 6 Prozent [...]. In Europa und Nordamerika wird sich der Anteil der als "älter" definierten Menschen zwischen 1998 und 2025 von 20 auf 28 Prozent beziehungsweise von 16 auf 26 Prozent erhöhen."[28]

Somit unterscheidet sich bereits die Ausgangssituation der Bevölkerungszusammensetzung drastisch. In Europa steigt die relative Anzahl älterer Menschen, wie die Vorausrechnung der VEREINTEN NATIONEN zeigt, um das Achtfache höher als in Afrika. Des Weiteren zeigt diese Berechnung, dass bereits 1998 in Europa viermal so viele Ältere lebten wie in Afrika, verständlicherweise relativ zur Gesamtbevölkerungszahl gesehen. Prinzipiell differieren die ausschlaggebenden Faktoren, welche den Nährboden für entsprechende Altersbilder darstellen, in Entwicklungsländern oder auch Schwellenländern stark von jenen in Industrieländern. Die durchschnittliche Lebenserwartung liegt in Entwicklungsländern deutlich niedriger als in den entwickelten Industrienationen. So lag die durchschnittliche Lebenserwartung in Deutschland 2015 bei 80,62 Jahren (siehe Abb. 2) während sie 2016 in Afrika durchschnittlich bei 60,5 Jahren lag (siehe Abb. 3). Diese Differenz ist besonders einem Sachverhalt geschuldet.

> „Viele Entwicklungsländer, und ebenso Übergangsländer, sind [...] mit der doppelten Belastung konfrontiert, dass sie einerseits neu oder erneut auftretende übertragbare Krankheiten wie HIV/Aids, Tuberkulose und Malaria zu bekämpfen haben und dabei gleichzeitig mit der wachsenden Bedrohung durch nicht übertragbare Krankheiten fertig werden müssen."[29]

Somit existiert das vorherrschende Problem der Europäer, wie die Masse an Rentnern, welche auch immer länger Rente beziehen von den jüngeren Generationen finanziell getragen werden kann, zumindest noch nicht in den weniger entwickelten Regionen der Welt. Essentiell ist es an dieser Stelle aufzuführen, dass in vielen Ländern in Afrika,

---

[28] Vereinte Nationen (2002), S. 6.
[29] Vereinte Nationen (2002), S. 27.

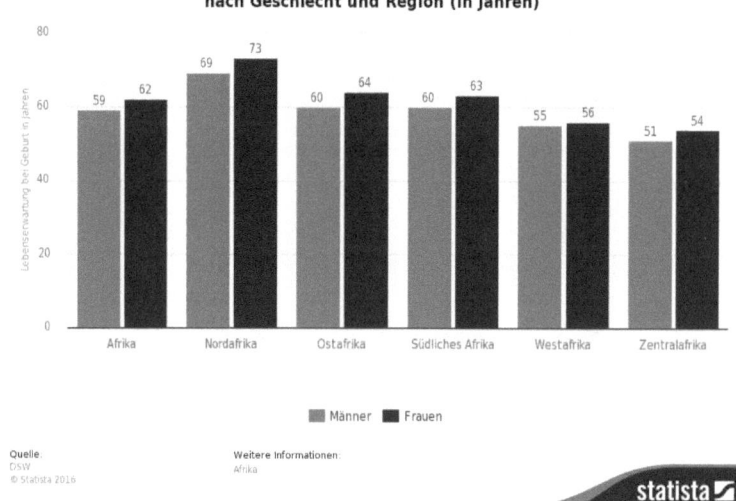

Abb. 3:   Durchschnittliche Lebenserwartung* in Afrika 2016
Quelle: Statista (2017)

anders als man es beispielsweise aus Europa gewohnt ist, eine Rente im eigentlichen Sinn nicht existiert. Vom Staat bestehen lediglich bezuschussende, geringe finanzielle Maßnahmen zur Unterstützung der Älteren in der Gesellschaft. Für die entstehende finanzielle Lücke tritt die Familie ein.[30] Somit besteht kein vergleichbarer Generationenvertrag, wie jener in Deutschland, welcher als Begründung für ein Altersbild der Sozialen Last in Afrika dienen könnte. Des Weiteren ist beispielsweise die selbstverständliche Unterstützung der Älteren durch das Leben in einem Mehrgenerationenhaushalt in Entwicklungsländern normal, während es in Deutschland heutzutage die Ausnahme ist. Dementsprechend erläutert WANITZEK auch, dass Alter in traditionell afrikanischen Gemeinschaften in erster Linie positiv konnotiert ist, und mit Autorität und Respekt gleichgesetzt wird.[31]

Folglich lässt sich daraus schließen, dass in weniger entwickelten Kulturen ein tendenziell eher positives Altersbild vertreten ist. Dies lässt sich auch durch eine eher vergleichbare Situation zum Europa vor der Industrialisierung begründen. Ein großer Teil der

---

[30]   Wanitzek (1990), S. 397.
[31]   Vgl. Wanitzek (1990), S. 397.

erwerbstätigen Bevölkerung ist immer noch in der Agrarwirtschaft beschäftigt, die Erwerbstätigkeit reicht bis ins hohe Alter und eine soziale Absicherung für Ältere, welchen eine Erwerbstätigkeit nicht mehr möglich ist, ist kaum gegeben.

5 Exkurs: Altersbilder unter Primaten?

„Erstmals seit der Antike stellte der Schwede Carl Linnaeus [...] den Menschen als Angehörigen der Ordnung Primates („Herrentiere") wieder in das Tierreich und gab ihm den Namen Homo Sapiens („der vernunftbegabte Mensch"). [...] Es dürfte allgemein bekannt sein, dass der gemeine Schimpanse (Pan troglodytes) der nächste Verwandte des Menschen im Tierreich ist [...]."[32]

Aus dieser Verbindung ergibt sich die anthropologisch begründete Relevanz das Sozialverhalten der Primaten bezüglich älterer Artgenossen im Umfang dieser Arbeit thematisch anzuschneiden. Primaten leben in Gruppen, in welchen jedes Individuum einen sozialen Rang einnimmt.[33] Interessant ist jedoch welche Faktoren den individuellen, hierarchischen Rang in der Gemeinschaft begründen. Prinzipiell würde man in der Tierwelt davon ausgehen, dass sich die hierarchische Rangordnung lediglich durch die körperliche Stärke und Durchsetzungsfähigkeit im Falle einer Auseinandersetzung begründet. Bei Primatenarten gehen Forscher jedoch davon aus, dass Dominanz in der Gruppe nicht immer ausschlaggebendes Kriterium für den sozialen Rang ist, sondern dass auch Altruismus einen wichtigen Stellenwert in der Gruppe einnimmt.[34]

„Wenn ein alter Pavianmann sich verschiebt, so drehen sich die in seiner Nähe sitzenden Männchen [...] in die Richtung, in die der Alte gegangen ist [...]. Ein junges Männchen mag eine ähnliche Verschiebung vollführen, ohne daß seine Nachbarn in dieser Weise reagieren [...]."[35]

In dieser Verhaltensweise lässt sich klar erkennen welchen Rang ältere Männchen in der Gruppe im Vergleich zu den jüngeren Männchen einnehmen. Im folgenden Verlauf seines Buches erklärt KUMMER eine weitere faszinierende Verhaltensweise mancher Primatenarten:

„Besitzt eine Gruppe ein Leitmännchen, so wird bei einigen Arten kein anderes männliches Tier die Gruppe führen oder die Umgebung sondieren bis zu dem Tag, an dem das Leittier stirbt."[36]

---

[32] Grupe (2012), S. 3.
[33] Vgl. McFarland (1999), S. 140f.
[34] Vgl. McFarland (1999), S. 141.
[35] Kummer (1971), S. 17.
[36] Kummer (1971), S. 53.

Dies ist eine klare Respektserweisung gegenüber dem alten Leitmännchen, denn an körperlicher Stärke sind ihm die jüngeren Männchen der Gruppe sicherlich überlegen. Folglich ist bei manchen Primatenarten Alter direkt mit Autorität und Herrschaft in der sozialen Hierarchie der Gruppe verknüpft.

Von Altersbildern im eigentlichen Sinne kann bei Primaten aufgrund der fehlenden „Vernunftbegabung" im Vergleich zum Homo Sapiens allerdings nicht gesprochen werden.

6 Schlussbetrachtung

„Alter ist wie Geschlecht, Klasse und ethnische Zugehörigkeit eine grundlegende Kategorie, nach der die Gesellschaft organisiert wird und als solche stellt diese eine unübersehbare Markierung sozialer Differenz dar."[37]

Im Anbetracht der demographischen Entwicklung, durch welche unsere Bevölkerungszusammensetzung sich weiterhin drastisch wandeln wird, ist es essentiell, zu beachten, dass aus sozialer Differenz nicht Altersdiskriminierung resultiert. Eine Vertiefung sozialer und professioneller Integration älterer Mitbürger, auch nach dem Renteneintritt, ist wichtiger denn je um die Gemeinschaft zu stärken und ein positives Altersbild zu wahren. Diese Integration darf nicht nur aus einer altruistischen Perspektive gesehen werden, sondern auch aus der Perspektive eines höchstwahrscheinlich produktiven jedoch nicht genutzten Potenzials in der Gesellschaft.

Ein allgemein vorherrschendes Altersbild der sozialen Last in unserer heutigen Gesellschaft, kann aus dieser Arbeit nicht schlussgefolgert werden. Nichtsdestotrotz ist ein Anpassen und Überdenken der Rahmenbedingungen des Generationenvertrags und seiner Umsetzungsmöglichkeit in zukünftigen Gesellschaften unausweichlich, um das intergenerationelle Verhältnis zu schützen und nicht mit Verantwortung zu überlasten. Des Weiteren kann eine gelegentliche, retrospektive Inspiration bezüglich der intergenerationellen Beziehung sicherlich nicht schaden. Schließlich hat sich seit der griechischen oder römischen Antike nichts daran geändert, dass ältere Menschen meistens auch über weit mehr Lebenserfahrung verfügen als die Jüngeren.

---

[37] Pichler (2010), S. 415.

Literaturverzeichnis

Amrhein L. (2011) Jeder will alt werden, aber niemand alt sein. Die gesellschaftliche Konstruktion des hohen Alters und ihre gerontologische und soziologische Rekonstruktion, online im Internet, URL: http://www.sektion altern.de/shareddocs/presentations/2011.Amrhein_gerontol_soziolog_Konstrukt on.pdf, Abrufdatum: 19.06.2017.

Berner F., Rossow J., Schwitzer K.-P. (2012) Altersbilder in der Wirtschaft, im Gesundheitswesen und in der pflegerischen Versorgung: Expertisen zum Sechsten Altenbericht der Bundesregierung, Band 2, Springer Verlag, Wiesbaden.

Borscheid P. (1994) Der alte Mensch in der Vergangenheit, in: Baltes P. B., Mittelstraß J., Staudinger U. M. (Hrsg.), Alter und Altern. Ein interdisziplinärer Studientext zur Gerontologie, de Gruyter Verlag, Berlin, S. 35–61.

Burgess E. W. (1962) Western European Experiences in Aging aus Viewed by an American, in: Kaplan J., Aldrige G. J. (Hrsg.), Social Welfare of the Aging, Aging around the World, Proceedings of the Fifth Congress of the International Association of Gerontology, Columbia University, New York, S. 349–357.

Ehmer J. (2008) Das Alter in Geschichte und Geschichtswissenschaft, in: Staudinger U. M., Häfner H. (Hrsg.), Was ist Alter(n)? Neue Antworten auf eine scheinbar einfache Frage, Springer Verlag, Berlin, S. 149–172.

Grupe G. (2012) Anthropologie. Einführendes Lehrbuch. Springer-Lehrbuch, 2. Aufl., Springer Spektrum Verlag, Berlin.

Grüttner M. (2002) Machtergreifung als Generationskonflikt, in: Vom Bruch R., Kaderas B. (Hrsg.) Wissenschaften und Wissenschaftspolitik. Bestandsaufnahmen zu Formationen, Brüchen und Kontinuitäten im Deutschland des 20. Jahrhunderts, Franz Steiner Verlag, Stuttgart, S. 339-348.

Kummer H. (1975) Sozialverhalten der Primaten. Heidelberger Taschenbücher, Nr. 162, Springer Verlag, Berlin.

Langwieser C., Kirig A. (2010) Konsument 2020. Die wichtigsten Konsumtrends im Wandel der Zeit, Zukunftsinstitut Verlag, Kelkheim.

Luh A. (2003) Das "Goldene Zeitalter der Alten"? Alter in historischer Perspektive, in: Zeitschrift für Gerontologie und Geriatrie, Jg. 36, Nr. 4, S. 303–316. DOI: 10.1007/s00391-003-0132-y.

McFarland D., Dreßen W. (1999) Biologie des Verhaltens. Evolution, Physiologie, Psychologie, Spektrum Lehrbuch, 2. Aufl., Spektrum Akademischer Verlag,

Heidelberg.

Möckel B. (2010) "Nutzlose Volksgenossen"? - Der Arbeitseinsatz alter Menschen im
Nationalsozialismus. Eine kulturhistorische und sozialgeschichtliche Untersuchung
über den Altersdiskurs und die Sozialpolitik des Alters im Nationalsozialismus, Logos
Verlag, Berlin.

Pelizäus-Hoffmeister H. (2014) Der ungewisse Lebensabend? Alter(n) und Altersbilder
aus der Perspektive von (Un-) Sicherheit im historischen und kulturellen Vergleich,
Springer Verlag, Wiesbaden.

Pichler B. (2010) Aktuelle Altersbilder: „junge Alte" und „alte", in: Aner K. (Hrsg.),
Handbuch Soziale Arbeit und Alter, VS Verlag für Sozialwissenschaften, Wiesbaden,
S. 415–425.

Statistisches Bundesamt (2006) Entwicklung der Lebenserwartung Neugeborener seit
1871/1881, online im Internet, URL:
http://www.bpb.de/politik/grundfragen/deutsche-verhaeltnisse-eine
sozialkunde/138003/historischer-rueckblick?p=all, Abrufdatum: 14.06.2017.

Statistisches Bundesamt (2015) Pflegestatistik 2013. Pflege im Rahmen der
Pflegeversicherung Deutschlanergebnisse, online im Internet, URL:
https://www.destatis.de/DE/Publikationen/Thematisch/Gesundheit/Pflege/PflegeDeut
schlandergebnisse5224001139004.pdf?__blob=publicationFile, Abrufdatum:
16.06.2017.

Statistisches Bundesamt (2017) Erreichbares Durchschnittsalter in Deutschland laut der
Sterbetafel 2013/2015 nach Geschlecht und Altersgruppen (in Jahren), online im
Internet, URL:
https://de.statista.com/statistik/daten/studie/1783/umfrage/durchschnittliche-weitere
lebenserwartung-nach-altersgruppen/, Abrufdatum: 16.06.2017.

Staudinger U. M., Noack C. M. G. (2009) Die Wirkung von Altersbildern in
Unternehmen, in: Ehmer J., Höffe O. (Hrsg.) Bilder des Alterns im Wandel.
Historische interkulturelle theoretische und aktuelle Perspektiven, Wissenschaftliche
Verlagsgesellschaft GmbH Stuttgart, Stuttgart, S. 197–205.

Vereinte Nationen (2002) Zweite Weltversammlung über das Altern. Internationaler
Aktionsplan von Madrid über das Altern 2002, online im Internet, URL:
http://www.un.org/depts/german/conf/altern/ac197-9.pdf, Abrufdatum: 18.06.2017.

Wahl H.-W., Heyl V. (2015) Gerontologie - Einführung und Geschichte. Grundriss
Gerontologie, Nr. 1, 2. Aufl., Kohlhammer Verlag, Stuttgart.

Wanitzek, U. (1990) Staatliche Systeme sozialer Sicherheit in Afrika: Das Beispiel staatlicher Alterssicherung in Ghana. in: Verfassung Und Recht in Übersee / Law and Politics in Africa, Asia and Latin America, 23(4), S. 397-414.

Wöhrle G. (2004) Der alte Mensch im Spiegel der antiken Medizin, in: Herrmann-Otto E., Wöhrle G., Hardt R. (Hrsg.), Die Kultur des Alterns von der Antike bis zur Gegenwart, Röhrig Universitätsverlag, St. Ingbert, S. 19–32.

BEI GRIN MACHT SICH IHR WISSEN BEZAHLT

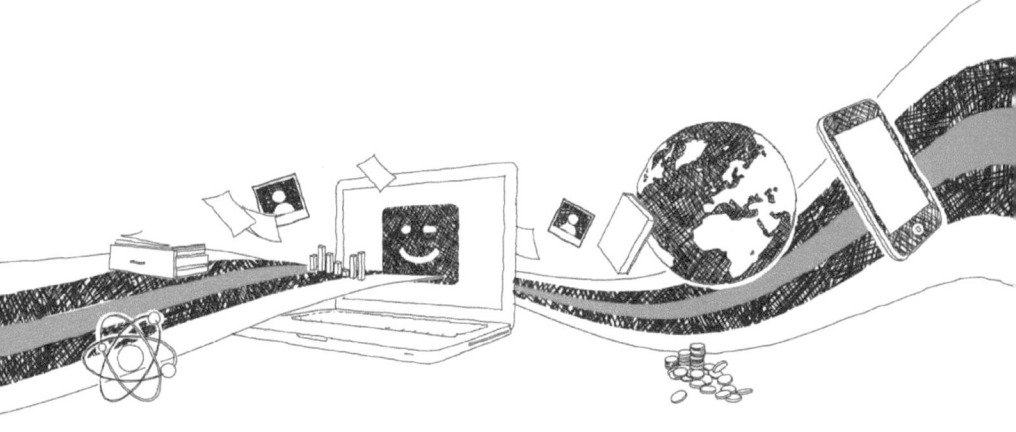

- Wir veröffentlichen Ihre Hausarbeit,
  Bachelor- und Masterarbeit

- Ihr eigenes eBook und Buch -
  weltweit in allen wichtigen Shops

- Verdienen Sie an jedem Verkauf

Jetzt bei www.GRIN.com hochladen
und kostenlos publizieren

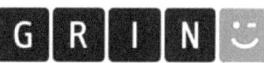